U0130820

丁濟萬先生序

夫飲食一道理雖至淺而其用至廣若無足深究者倘以疾
病災患論之當知其所關縻重也凡吾人若未病而不慎病
必難免既病而不慎病且不測此非余之誇言駭聽實亦事
理所必然且亦為余歷年診治所得之經驗也例如濕溫之
食葷腥冰瓜之類痧痘之食青梅酸斂之品其轉疾之速與
夫凶險之狀真有令人措手不及之概諺云病從口入詢非
謔言也然則何者當食何者當忌何者食之病何者食之益
名稱繁多功效各殊又非一般患病者所能知其詳焉門人
程君國樹年方而立頗有志於醫曩年曾入余所辦之中醫

1

專門學校（現稱中醫學院）肄業畢業後更從余臨診有年
平時考試輒冠儕輩設有疑難莫決之處或有複雜奇異之
症每虛心叩問必得其詳解而後已其好學有如斯後由余
留任母校掌教職并兼廣益中醫院華隆中醫院醫務後以
診務日冗始另設診所數載以還聲譽日起口碑載道余因
私心竊喜焉今以診務之餘特編飲食指南一書嘉惠病家
造福社會固知其有觀也已樂為之序
民國二十七年六月孟河丁濟萬識於述善山房

疾病飲食指南小引

飲所以解渴食所以充飢吸嚥而下者曰飲咀嚼而進者曰
食人生養素惟此是賴則其所繫豈不重哉然口之於味好
惡不同而味之於養損益迥別寒熱與溫涼物體之稟賦各
其甜酸苦辣鹹五味之調適殊難得其宜適足以養身失其
所亦足以戕命昔賢曰病從口入禍從口出人生之於飲食
可不慎乎慎者何毋嗜過偏因體制宜社會人士究於烹調而
求精潔固不乏之人其能注重於性味損益者我知其實鮮因
於診務餘暇編輯飲食指南蓋冀平人得之可以預知謹慎
病家得之可以知所宜忌也書成之日蒙丁師賜序王西神

先生題眉同學管理平君嚴以平君沈仲理君胡光軒君檢

閱指正誌此道謝

民國念七年六月　　　　　　程國樹識於海上芍藥醫廬

疾病飲食指南總目

5

心一堂　飲食文化經典文庫

疾病飲食指南

醫家程國樹編著

後學　陳志惠
朱正馥　校閱
高甫松

第一章　蔬食類

葱

「品質」　色青無臭氣者良

「性味」　辛甘微溫

「功用」　利肺通陽疏表散腫治小便閉脹制魚肉諸毒

「食法及宜忌」　為烹飪調和之品氣虛易汗者不可單食忌同蜜食

「民間效方」　治小便閉脹取葱白三斤剉炒絹包二個更換熨小腹良久溺出脹止

韭

「品質」　肥嫩為勝春初早韭尤佳

薤

「品質」　根白似蒜而不俾葉似韭而中空

「性味」　辛溫

「功用」　散結定痛利氣寬胸治痢疾後重胸痹刺痛

「食法及宜忌」　多食發熱惟氣血阻滯者宜之忌與牛肉同食

大蒜

「品質」　白滑者佳獨頭者尤良

「性味」　辛溫

「功用」　開胃下氣除寒辟疫化滯消積通竅利二便制腥臊鱗介諸毒

「食法及宜忌」　其氣臭烈多食昏神損目散氣耗血病者忌之

蒜葉　性味功用與蒜相同

「性味」　辛甘溫

「功用」　煖胃助陽下氣調營治反胃噎膈胸腹脹痛

「食法及宜忌」　供饌可口多食昏神目疾瘡疾痧家痘痘後均忌犯同蜜食

「性味」　辛溫

油菜

　[品質]　肥嫩者佳

　[性味]　辛滑甘溫

　[功用]　散血消腫破結通腸

　[食法及宜忌]　烹食可口子可榨油發疥動疾諸病皆忌

胡荽

　[品質]　嫩者味勝

　[性味]　辛溫

　[功用]　散寒透邪避穢下氣解魚腥發痘疹

　[食法及宜忌]　冬春採食香美可口多食損目凡病忌之

　[民間效方]　小兒出痘苟遇天時陰冷以致發而不透者可取胡荽二兩切碎以酒二大盞煎沸蓋定勿使洩氣候溫去滓用絹絞濕揩拭項背手足等處令痧易於透出

冬芥

　[品質]　一名雪裏蕻冬收細葉無毛青翠而嫩者良

白菜

　　〔性味〕　辛甘而溫

　　〔功用〕　能禦風寒利肺豁痰

　　〔食法及宜忌〕　根味尤美醃食更勝葷素皆宜

　　醃冬芥　性平開胃生熟皆佳晒乾密藏病人可食

　　〔民間效方〕　陳芥露專治肺癰吐膿服之神效法以醃芥露甖盛埋土中久則清澈

　　如水卽可取用

白菜

　　〔品質〕　原名菘肥嫩者佳

　　〔性味〕　甘平

　　〔功用〕　養胃解渴生津

　　〔食法及宜忌〕　蔬中美品葷素咸宜醃食晒乾諸病不忌鮮者滑腸不可冷食

黃矮菜〔品質〕　雪後最佳北產更美

　　〔性味〕　甘平

心一堂　飲食文化經典文庫

「功用」　養胃

「食法及宜忌」　葷素皆宜但宜鮮食味勝珍羞諸病不忌

蔓菁

「品質」　一名諸葛菜肥嫩者佳一種根如蘿蔔者名大頭菜

「性味」　醃食鹹甘平

「功用」　下氣開胃解酒消食

蘿蔔

「食法及宜忌」　葷素皆宜諸病無忌

「品質」　堅實無筋皮光肥者良

「性味」　生者辛甘涼熟者甘溫

「功用」　生者潤肺滌熱化痰解酒煨麵茄子諸毒並解補藥蓮藕消豆腐積殺魚腥氣熟者下氣和中運食子可入藥治痰嗽喘急

「食法及宜忌」　葷素皆宜諸病祗忌醃晒作腊醬製爲脯亦可充粥菜

「民間効方」　法於立冬後取蘿蔔露之任其霜淋日曬等壓風吹至立春前一日入

密封藏如未燥透收懸屋內俟極乾入甕專治一切喉症時行瘟疫臨用洗

淨濃煎灌服神效

胡羅服「品質」一名紅羅服以其皮肉皆紅色黃者亦名黃羅服堅實甘美者勝

「功用」下氣寬腸

「性味」辛甘溫

「食法及宜忌」切片鹽漬晒乾可以久藏亦可生啖氣帶微燥不宜過食

白花菜「品質」原名羊角菜嫩者味勝

「性味」苦辛微甘微溫

「功用」下氣煎湯可洗痔瘡

「食法及宜忌」動風傷脾不宜多食病人更忌之

菠菜「品質」秋種者良根味尤美

「性味」甘辛微涼

【功用】　開胸膈通腸胃活血潤燥

荸薺

【食法及宜忌】　大便澀滯及患痔人宜食之驚蟄後不宜食病人忌之

【品質】　肥而柔嫩者良

【性味】　甘涼

【功用】　清熱明目滑胎消腫利大小便

【食法及宜忌】　性善動風多食令人脹悶莎脹滑瀉者忌之尤忌與䱐同食

【民間效方】　凡被蛇蜂蜈蚣螫腫急搗莧汁灌服渣敷患處立効

蓬蒿菜

【品質】　大葉者勝

【性味】　甘辛微凉

【功用】　清心和胃利腑化痰

【食法及宜忌】　葷素咸宜多食動風

芹菜

【品質】　白嫩者良

「性味」　甘涼

「功用」　清胃滌熱利口齒咽喉頭目治崩帶淋濁諸病

「食法及宜忌」　葷素皆宜煮勿太熟忌與醋同食相傳謂能損齒旱芹味遜性味略

同

薺菜

「品質」　靑嫩者良

「性味」　甘平

「功用」　養胃和肝治痢辟蟲

「食法及宜忌」　鮮美可口宜葷宜素病人可少食

蒜

「品質」　伏收者良

「性味」　辛熱

「功用」　散風寒去痰濕溫中定痛降胃止嘔殺鳥獸鱗介穢惡諸毒

「食法及宜忌」　可醬漬亦可糖醃多食久食耗液傷營宴濕體及寒疝宜之陰虛熱

體及熱症均忌之如有服藥嘔吐可先用生姜汁三點滴於舌上自止

萵苣

[品質]　嫩者味勝

[性味]　微辛微苦微寒微毒

[功用]　瀉熱開胸膈通經脈利二便析醒消食殺蟲蛇毒

[食法及宜忌]　可生食可醃為脯姜汁能制其毒多食昏目病人勿食患冷疾者尤

苦菜

忌之莖葉同功

[品質]　闊而柔軟者勝

[性味]　苦寒

[功用]　清熱明目涼血解暑殺蟲除黃療淋痔愈疔瘡

[食法及宜忌]　入饌先瀹去苦味脾胃虛寒者忌之不可共蜜同食

[民間效方]　血淋溺血苦菜一把酒水各半煎服神效諸疔搗苦菜汁塗敷功能拔

毒

九

蒲公英 [品質] 一名黃花地丁嫩可為蔬老則入藥

　[性味] 甘平

　[功用] 瀉熱化痰散結消癰涼血解毒療疔通乳

　[食法及宜忌] 虛寒體勿食

金針菜 [品質] 黃嫩者為上

　[性味] 甘平

　[功用] 清熱安心解憂釋忿醒酒除黃

　[食法及宜忌] 葷素宜之與病無忌

馬蘭 [品質] 青嫩者味勝

　[性味] 甘涼微辛

　[功用] 清血熱醒酒解毒療痔

　[食法及宜忌] 蔬中佳品諸病可餐

海帶 [品質] 短細者良

[性味] 鹹甘寒

[功用] 軟堅散結行水化濕醒酒消食解煤火毒

紫菜 [品質] 淡乾者良

[食法及宜忌] 脾胃虛寒者勿食

[性味] 甘涼

[功用] 和血養心滌煩清熱醒酒開胃治不寐利咽喉

[食法及宜忌] 功能清熱消結多食傷中脾胃虛寒者忌之

麒麟菜 [品質] 原名石華有紅白二種

[性味] 甘鹹寒滑

[功用] 清上焦客熱久食愈痔

[食法及宜忌] 中虛無火者忌食

洋菜　色白成條即石華粉所製成性味功用相同盛暑煎之化成膠凍作爲冷食能

解煩渴誠夏令妙品也

海粉

[品質]　海珠所吐之絲收晒而成

[性味]　甘微寒

[功用]　清肥熱去濕化頑痰消癧

[食法及宜忌]　脾胃虛寒者勿食

髮菜　與海粉相同而功遜之清鮮可口葷素皆宜

苔菜

[品質]　青輕者勝

[性味]　鹹涼，

[功用]　清胆熱消癧瘦瘤洩脹化痰治水土不服

[食法及宜忌]　多食發掮疥令人面色萎黃

木耳

[品質]　生於桑樹槐樹者無毒良

銀耳

[性味] 甘平

[功用] 補氣活血而能耐饑常食愈崩淋血痢痔患腸風

[食法及宜忌] 羹宜極爛葷素皆宜

[品質] 產於四川者爲佳其他如湖北貴州等省亦有之係一種特殊之青杠樹液質凝結而成中含滋養料甚富

[性味] 甘平無毒

[功用] 滋陰潤肺

[食法及宜忌] 將銀耳放入清水內浸約六七小時俟浸透另換清水以文火燉之待熟濡放入冰糖屑少許即可飲服患外感病者忌之

香蕈

[品質] 包邊圓嫩者佳

[性味] 甘平

[功用] 開胃活血散風

疾病飲食指南　蔬食類

十三

疾病飲食指南

蘇葧

　　〔食法及宜忌〕　素饌上品鮮美可口性善動風發散故爲透發痧痘之品痧痘後產後病後均忌

　　〔品質〕　嫩而無砂者佳

　　〔性味〕　甘涼

　　〔功用〕　開胃化痰

　　〔食法及宜忌〕　味極鮮美葷素皆宜爲透發痧痘之品惟性善動風發病凡病忌之

茭白

　　〔品質〕　肥大純白者良

　　〔性味〕　甘寒

　　〔功用〕　清濕熱利二便解酒毒止煩渴

　　〔食法及宜忌〕　此物滑利而冷不宜多食精滑便瀉者忌之

茄

　　〔品質〕　一名落蘇以細長深紫嫩而子少者佳

　　〔性味〕　甘涼

「功用」活血止痛消瘻腫寬腸殺蟲

「食法及宜忌」葷素皆宜亦可醃晒為脯勸風發病病人忌之性涼而利腸滑者更忌之秋涼後微毒勿食

壺蘆

「品質」甘嫩者味勝

「性味」甘涼

「功用」清熱行水通腸治五淋消腫脹

「食法及宜忌」體虛陽微者不宜多食

冬瓜

「品質」皮色純青多毛味純甘而不酸者良

「性味」甘平

「功用」清熱養胃行水消瘻治脹滿洩瀉解魚酒等毒

「食法及宜忌」諸病不忌葷素咸宜

絲瓜

「品質」鮮嫩者良

21

〔性味〕　甘涼

〔功用〕　清熱解毒調營衛行乳通絡道化痰濕

〔食法及宜忌〕　嫩者爲肴老者入藥宜葷宜素多食瀉人

〔民間效方〕　絲瓜葉搗敷治潑火傷甚效

苦瓜

〔品質〕　一名錦荔枝皮多疿癗如荔子核者佳

〔性味〕　青嫩者苦寒黃熟者甘平

〔功用〕　青者滌熱明目清心熟者滋肝潤脾

〔食法及宜忌〕　青者寒凝中寒勿食熟者可醬可醃

菜瓜

〔品質〕　外皮淡綠越產者色白

〔性味〕　甘寒

〔功用〕　醒酒滌熱

〔食法及宜忌〕　可生食亦可糖醃充果醝醬爲葅多食昏目冷中小兒忌食病目人

及天行病後皆忌之

黄瓜

[品質] 嫩者味勝

[性味] 甘寒

[功用] 清熱利水

[食法及宜忌] 可生食可饌產後疳瘧瀉痢疹痘皆忌之

南瓜

[品質] 色純黄者佳

[性味] 甘温

[功用] 補中益氣亦可充飢

[食法及宜忌] 凡時病瘧痢脚氣括悶產後痧痘皆忌之

[民間效方] 解瘡片毒用生黄瓜搗汁頻塗甚效

芋

[品質] 甘香者良

[性味] 平滑

「功用」　補虛健脾利胎化痰

「食法及宜忌」　多食滯氣難化令人脹滿

「民間效方」　芋艿丸香梗芋艿不拘多少切片晒乾研細末用陳海蜇漂淡大蒜齊煎湯泛丸每服三錢陳海蜇荸薺煎湯送下治一切瘰癧甚效（藥舖中有出售）

竹筍

「品質」　種類不一以深泥未出土而肉厚色白軟糯純甘者良

「性味」　甘涼

「功用」　利膈下氣化熱消痰

「食法及宜忌」　多食損氣又難消化諸病不宜小兒尤忌

豆腐

「品質」　嫩而活者勝

「性味」　甘涼

「功用」　清熱潤燥生津解毒健脾和胃

「食法及宜忌」亦可入葷饌冬月凍透者味尤美

附

豆漿煮熟末點者為腐漿功能清肺補胃潤燥利便並解鹽滷毒麵礆結之衣揭起晾乾為腐皮即腐衣老人宜之點成不壓則尤嫩為腐化亦曰腐腦榨乾所造者為千張亦名百叶塊厚者為腐乾常肴惟腐乾堅硬難化小兒及老弱病後皆不相宜由腐乾加酒糟或醬製成者名腐乳陳久愈佳最宜病人加皂礬製成者名青腐乳亦稱臭腐乳

第二章　葷食類

猪

「品質」種類不一以壯嫩花猪糯而易熟香而不腥臊者良

「性味」甘鹹平

「功用」補腎液充胃汁滋肝陰潤肌膚止消渴起尫羸

「食法及宜忌」多食易生痰濕令人鄙俗一切外感及哮喘瘧痢疝癥霍亂脹滿脚

氣時毒喉痺瘰疬癰疔諸病皆忌之

猪皮　甘凉清虛熱治心煩咽痛甚效用時刮去油毛

火腿　甘鹹溫凡金瘡癰疽冷膿時病愈後食此太早反不生力或致浮腫

脂油　甘凉滋液生津潤燥利腸

猪腦　能治頭風

猪肺　甘平補肺止虛嗽治肺痿欬血上消諸症用時須灌洗極淨煑熟盪去筋膜再煑糜

猪心　補心治恍惚驚悸

　　　化食和米作粥或同薏仁末為羹均可

猪肝　補肝明目

猪腎　極雖煑毫無補性俗尚嫩食殊不相宜

猪胃　甘溫功能補胃益氣充飢用以補虛甚佳惟須治潔煨糜

猪腸　能治腸風血痔法以猪大腸入槐花末塞滿縛定以醋煑爛擣丸如梧子大每服

二十九用米飲下久服除根

脊髓　甘平補精養陰能治骨蒸勞熱帶濁遺精等疾

蹄爪　助血脈充乳汁法以母豬蹄一雙與通草同煮功能催乳

牛肉　[品質]　為反芻類之家畜種類甚多毛色各異其體肥大毛多作黃褐色者為黃牛

[性味]　甘溫

其肉最佳

[功用]　益氣補脾養胃

[食法及宜忌]　死牛食之令人中毒

牛乳　甘微溫補虛羸潤臟腑胃能治反胃噎膈

牛角䚡　甘溫補虛不足

羊肉　[品質]　為反芻類之家畜以肥大而嫩易熟不羶者良

[性味]　甘溫

「功用」　補氣益血暖中壯陽

「食法及宜忌」　時病前後瘧痢疳疸服藥頭狂哮喘霍亂及痧癆瘡疥初愈均忌之

羊乳

補寒冷虛乏

鷄

「品質」　原禽類以細皮肥大而嫩者勝

「性味」　甘溫

「功用」　補虛強胃

「食法及宜忌」　時痘前後痘疹後瘡瘍後瘧痢等症皆忌之

鷄內金　即鷄肫皮炙黑用之功能消食寬中

鷄卵　甘平益氣補血清咽開音清心止渴潤燥除煩

烏骨鷄　鷄之骨肉黑者是功能補肝脾益肺腎治虛癆益羸弱

鴨

「品質」　水禽類以雄而肥大極老者良

「性味」　甘凉

「功用」 滋五臟之陰清虛勞之熱補血行水養胃生津

「食法及宜忌」 陽虛脾弱之體及外感未清者忌之

鴨蛋 甘寒多食悶人

皮蛋糟蛋鹹蛋味雖香美皆非病人所宜

雀

「品質」 老而班者爲麻雀小而黃者爲黃雀

「味性」 甘溫

「功用」 壯陽氣益精髓暖腰膝縮小便能治血崩帶下

「食法及宜忌」 孕婦及陰虛火旺之體忌之

燕窩

「品質」 經燕子涎化而成以產於遷邏及南洋羣島等地者爲良

「性味」 甘淡平和

「功用」 化痰止欬潤肺滋陰補而能清不礙胃家爲患肺病及平素肺弱者常服之

畢品

黃魚

　　[品質]　大而色黃如金者佳（原名石首魚）

　　[民間效方]　臘月取青魚膽陰乾治喉瘇目障惡瘡魚骨鯁皆效

　　[食法及宜忌]　可膾可脯可醉其頭尾極鮮美

青魚

　　[品質]　肥鮮爲勝

　　[性味]　甘平

　　[功用]　補氣養胃治脚氣軟弱

鯉魚

　　[食法及宜忌]　時病後忌之

　　[功用]　通乳汁利小便

　　[性味]　甘平

　　[品質]　鮮嫩者良

　　[食法及宜忌]　用清水發透去淨毛文火燉溫和糖少許卽可飲服毛燕須用絲綿包裹燉溫去渣飲汁

鰣魚

「性味」 甘溫

「功用」 開胃益氣

「食法及宜忌」 多食發疥助熱病人忌之

勒魚

「品質」 大而產南洋者良

「性味」 甘平

「功用」 開胃補虛

「食法及宜忌」 鮮食宜雄雌者宜蔫多食發風醉者更甚

鯧魚

「品質」 小而雄者勝

「性味」 甘平

「功用」 補中益血

「食法及宜忌」 可腊可鮓多食發疥動風

鰶魚

「品質」 鮮肥者良

鱧魚

「性味」　甘平

「功用」　補氣治虛勞

「食法及宜忌」　可蒸可糟諸病忌之

鱸魚

「品質」　嫩鮮者良

「性味」　甘溫微毒

「功用」　補五臟和腸胃治水氣

「食法及宜忌」　多食令人發瘡患癬中其毒者取蘆根汁解之

鯽魚

「品質」　大而雄者勝

「性味」　甘溫

「功用」　調氣和胃厚腸利水

「食法及宜忌」　外感邪熾時勿食餘無所忌煎食則動火

鯝魚

「品質」　肥大者勝（原名鮎魚）

[功用]　補脾養胃和五臟功化鮃魚

[食法及宜忌]　痹痢等症忌之

鮃魚

[品質]　鮮肥者勝

[性味]　甘溫

[功用]　煖胃

[食法及宜忌]　多食助火發瘡諸病人皆忌之

沙魚

[品質]　鮮嫩者良（即鮫魚）

[性味]　甘平

[功用]　補五臟解諸魚毒殺蟲愈傳屍勞

[食法及宜忌]　煨肉味佳滋陰補血煨糜甚利虛勞

烏賊

[品質]　南洋所產淡乾者佳

〔性味〕　鹹平

〔功用〕　滋肝腎補血脈理奇經調經帶

〔食法及宜忌〕　可鮮可脯多食補血强筋骨

〔民間效方〕　骨名海螵蛸凡遇跌打出血以此為末敷之立止甚效

箬魚

〔品質〕　肥大者勝（原名比目魚）

〔性味〕　甘溫

〔功用〕　補氣

〔食法及宜忌〕　多食令人動氣

河豚

〔品質〕　鮮淨者良

〔性味〕　甘溫

〔功用〕　補虛去濕殺蟲

〔食法及宜忌〕　其子食之令人腦悶中毒

帶魚

「中毒急救法」　用橄欖青蔗蘆根金汁或槐花微炒同乾臘脂等分擣粉水調灌之

「品質」　肥大者良

「性味」　甘溫

「功用」　煖胃補虛

海蛇

「食法及宜忌」　多食令人發疥動風諸病人忌食

「品質」　陳久者佳

「性味」　鹹平

「功用」　清熱化痰消積

鰻

「食法及宜忌」　宜生食用蔴油拌之味極鮮美諸無所忌

「品質」　肥鮮者勝

「性味」　甘溫微毒

「功用」　壯陽吐風痰下乳補胃氣

海蜇

「食法及宜忌」　多食發風動疾生食尤甚病人切忌

海參

「品質」　肥大肉厚而軟者勝

「性味」　甘溫而鹹

「功用」　滋腎補血壯陽療痿

海蝦

「食法及宜忌」　脾弱不運痰多便滑客邪未淨者均不可食

性味相同鹽漬暴乾乃不發病開胃化痰病人可食

銀魚

「品質」　小者勝（一名鱠殘魚）

「性味」　甘平

「功用」　養胃陰和經脈

「食法及宜忌」　可作乾或與蛋同爲烹飪味極鮮美

鰻鱺

「品質」　湖池產而肥大者佳

「性味」　甘溫

「功用」　治骨蒸勞瘵濕痺風脹陰戶蝕癢

魚翅

「食法及宜忌」　蒸食頗益人多食助熱發病孕婦及時病忌之

「品質」　產南洋且肥嫩者勝

「性味」　甘平

「功用」　補五臟尤有益於肺淸金滋陰補而不滯

田雞

「食法及宜忌」　時病忌之

「品質」　肥鮮者勝

「性味」　甘寒

「功用」　解勞熱消水腫補虛損

「食法及宜忌」　多食助濕熱孕婦最忌

鱓

「品質」　肥大腹黃者勝

「性味」　甘熱

蟹

　　「品質」　霜後大而脂滿者勝

　　　　　之又忌與莧菜鴨卵同食

　　「食法及宜忌」　宜蒸羹食之或但飲其汁孕婦及脾虛寒濕內盛時邪未淨者切忌

　　「功用」　育陰治虛勞潛陽療骨蒸爲滋陰涼血之妙品也

　　「性味」　鹹寒

　　「品質」　背黑而光澤肥大者良（俗名甲魚）

鱉甲

　　爲四靈之一本非食品其殼入藥功能補腎水退骨蒸通任脈潛虛陽

　　　　　忌

　　「鑑別法」　黑者有毒更有蛇變者項上有白點夜以火照之則通身浮水上或過大

　　　　　者皆有毒不可不愼

魚

　　「食法及宜忌」　宜與猪脂同煠多食令人動風發疥時病前後瘰疬脹滿諸病均大

　　「功用」　補虛損利筋骨通血脈治產後虛羸去風寒濕痺

〔性味〕 鹹寒

〔功用〕 通經行瘀除熱散結

〔食法及宜忌〕 和以薑醋風味絕倫虛寒人及孕婦忌之又忌與柿同食患之有暴

亡之虞

蠣黃

〔品質〕 鮮嫩者良

〔性味〕 鹹平

〔功用〕 補五臟解丹毒止渴調中去酒後煩熱

〔品質〕 肥大者勝

〔性味〕 鹹寒

蚌

〔功用〕 清熱滋陰養肝涼血

〔食法及宜忌〕 可煨食多食寒中外感未清脾虛便滑者忌之

〔品質〕 殼黃而薄者佳

蜆

淡菜

「食法及宜忌」　多食令人陽痿不起及脫人髮

「功用」　爲消瘦之善藥孨能益血填精療崩漏帶下

「性味」　甘鹹溫

「品質」　鮮大者勝

蛤蜊

「民間效方」　每三錢蛤蜊入皂角刺末半錢溫酒調服治乳癰頤驗

「食法及宜忌」　多食助濕生熱

「功用」　清熱止渴降痰軟堅

「性味」　鹹寒

「品質」　紫口者良

「食法及宜忌」　多食令人發嗽積冷

「功用」　清熱化濕

「性味」　鹹寒

干貝　　[品質]　鮮脆者勝原名江瑤柱

　　　　[性味]　甘鹹溫

　　　　[功用]　補腎與淡菜同

　　　　[食法及宜忌]　此物為海味之冠乾者咀食味美不腥嬌嫩異常

田螺　　[品質]　肥鮮者勝

　　　　[性味]　甘寒

　　　　[功用]　利大小便清熱利濕

　　　　[食法及宜忌]　多食寒中脾虛者忌之

螺螄　　[品質]　鮮淨者勝

　　　　[性味]　甘寒

　　　　[功用]　清熱功遜田螺

　　　　[食法及宜忌]　清明節後不可食

海蜇

「品質」　鮮嫩者良

「性味」　鹹寒

「功用」　治胸悶不舒消瘰癧結核

�魚

「品質」　肥大者勝（原名鱄魚）

「食法及宜忌」　水泡後用醬蔗油糖拌之味極鮮美

「性味」　甘溫

「功用」　煖胃補氣澤膚

「食法及宜忌」　醃食甚佳多食令人熱中發渴又發瘡疥癥痾目疾等症亦所在
　　　　　　　忌

蚶子

「品質」　產奉化者佳

「性味」　甘溫

「功用」　補血健胃煖腰治痿躄不仁

黄泥螺「品質」　產寧波者大而多脂佳（原名吐鐵）

「性味」　醎寒

「功用」　益精明目

「食法及宜忌」　可醃食又可葱酒醉食味皆鮮美

第三章　穀食類

白粳米「品質」　頭滿圓者佳以其富有維他命（即生活素）也

「性味」　甘平

「功用」　養胃和脾陳者兼能利濕除煩

「食法及宜忌」　傷寒久熱之後及停滯之症宜煮成粥食之

白秈米「品質」　晚收色白者良

「性味」　甘平

糯米

　[食法及宜忌]　可釀酒熬餳餅餌若羹粥飯不可頻餐以其性太黏滯難化也小兒

　[功用]　益氣補脾肺

　[性味]　甘平

　[品質]　輭黏者佳

粟米

　[食法及宜忌]　病人極宜北方人每日早晚食之能强壯身體

　[功用]　養脾胃

　[性味]　與秈粳同而性較凉

　[品質]　質軟者佳（俗名小米）

紅米　此米滋養薄弱病人及產婦食之粘瘠徒歷極難復舊

　　　　　證新愈均勿食之

　[食法及宜忌]　磨粉蒸糕鬆而不韌病人弱體可作點心凡患病不飢婦人新產感

　[功用]　養胃氣而充飢

大麥　〔品質〕　大者勝

病人尤當忌之炒米香燥助火多食傷津

〔性味〕　甘鹹平微寒

〔功用〕　健脾胃行氣消痞去食積止瀉除渴

〔食法及宜忌〕　妊婦及脾胃無積滯者均忌之

小麥　〔品質〕　北產重羅者良

〔性味〕　甘溫

〔功用〕　養肝止崩

〔食法及宜忌〕　多食助濕熱凡痞痢疳疽腫脹脚氣瘄滿痧脹肝胃痛諸病均忌之

〔民間效方〕　治跌打挫胸用白麵同梔子擣勻水調塗治大便久瀉用飛羅麵炒熟

玉蜀黍〔品質〕　肥穎者勝

每晨加白沙糖或炒鹽調服

生米仁「品質」 淨純者良

「食法及宜忌」 北方農人多食之藜可炒拆白花如拆糯米法

「功用」 和中開胃

「性味」 甘平

黑大豆「品質」 緊小者佳

「食法及宜忌」 若津枯便秘及妊娠均禁用

「功用」 清熱利濕是其所長能治虛勞勞嗽肺痿肺癰胸痹拘攣脚氣淋濁等症

「性味」 甘寒

生米仁「品質」 淨純者良

「食法及宜忌」 鹽水煮食能補腎服厚朴者忌之服蓖蔴子者犯之必死性滯壅氣

「功用」 益陰利水活血宣風

「性味」 甘平

小兒不宜多食

「民間效方」 胖谷救荒方 黑豆_{洗淨蒸極透曬乾如是三次磨細末} 柿餅_{黃去蒂核與豆末等分搗}

九如雞子大每細嚼一丸津液嚥下勿用湯水可終日不飢遠行攜帶甚便

且可任吃諸物絕無禁忌又能滋補脾腎而治噎食便瀉等病

黃大豆「品質」 肥大者勝

「性味」 甘平

「功用」 寬中利腸

「食法及宜忌」 此物可作腐製醬榨油為日用必須之品性善壅氣生痰動嗽發痞

芥令人身重面黃不宜多食

「民間效方」 凡小兒痘疹生於要害者以生黃豆嚼爛厚敷之即移生他處又痘後

惡毒嚼生黃豆塗之即潰浸胖搗塗諸癰疽亦妙

綠豆「品質」 緊小者佳

「性味」 甘涼

四一

47

綠豆

〔功用〕　清熱利水

〔食法及宜忌〕　煮食可清膽養胃解暑止渴以此為粉作餻餌素饌食之功能清積熱解酒濕諸毒惟脾胃虛寒滑洩者忌之合鯉魚炸食久則令人肝黃成渴病

〔民間效方〕　暑月痧痦用菉豆粉滑石和勻撲之

赤豆

〔品質〕　緊小色赤者佳

〔性味〕　甘平酸

〔功用〕　消水行血

〔食法及宜忌〕　多食耗液蛇齧者百日內忌之

〔民間效方〕　治水腫脚氣用赤小豆一斗煑極爛取汁五升溫漬足膝蒹食小豆粥

蠶豆

〔品質〕　鮮嫩者勝

　　　　勿雜食神效

「性味」　甘平略澀

「功用」　補中止瀉益氣快胃厚腸

「食法及宜忌」　嫩時剝為蔬饌味極鮮美老則煮食可以代糧炒食可以為肴中氣

「民間效方」　誤吞金銀物者煑蠶豆同韭菜食之物自大便同出神效以其花作露

虛者食之令人腹脹

治吐血或痰內帶血亦奏奇功

扁豆

「品質」　嫩而白者勝

「性味」　甘平

「功用」　消暑健脾升清降濁止吐治利

「食法及宜忌」　患瘧者忌之

「民間效方」　赤白帶下白扁豆為末米飲下每服二錢砒石諸鳥獸肉中毒生白扁

豆末冷水和服

刀豆

「品質」　扁平而淡紅色者良

「性味」　甘平而溫

「功用」　溫中下氣降濁止穢

「食法及宜忌」　病偏於熱者忌之

「民間效方」　治病後呃逆不止以其子燒存性白湯調服二錢即止頗效

薯蕷

「品質」　懷塵色白者勝（一名山藥）

「性味」　甘平而澀

「功用」　養陰益氣和胃健脾止瀉固精

「食法及宜忌」　腫脹氣滯諸病均忌

甘藷

「品質」　皮赤無筋味甘者良（一名番薯又名山薯）

「性味」　甘溫

「功用」　補脾胃益氣力

「食法及宜忌」 凡時疫瘧痢腫脹便祕等症皆忌之

飴糖

「品質」 以糯米熬者勝

「性味」 甘溫

「功用」 補中益氣養血

「食法及宜忌」 凡中滿吐逆痘瘡疳膨便閉牙痛水腫目赤等症皆忌之多食且能助濕熱動火生痰

芝麻

「品質」 色黑者良

「性味」 甘平

「功用」 養肝益血滋腎潤腸治耳鳴耳聾目花頭眩諸症

「食法及宜忌」 性偏於補時邪外感忌之

第四章 調和類

麻醬

「品質」　細而香者勝

「性味」　甘而且香

「功用」　醒胃澤枯

「食法及宜忌」　入鹽少許以冷清茶攪之味極可口羸老孕婦乳媼嬰兒臟燥皆宜及茹素者藉以滋濡化毒不僅為肴中美味也

脂麻油「品質」　淨純者勝

「性味」　甘涼

「功用」　潤燥解毒殺蟲消腫

「食法及宜忌」　烹調肴饌葷素咸宜諸病無忌惟大便滑瀉者禁之

「民間效方」　小兒丹毒湯火灼傷生蔴油塗浸併飲之中蠱毒及砒石河豚毒多飲生蔴油卽吐出

豆油

「品質」　淨純者良

〔性味〕　甘辛溫

　　〔功用〕　潤燥解毒殺蟲並可燃燈

菜油

　　〔食法及宜忌〕　熬熱可入烹炮時病諸症忌之

　　〔品質〕　淨純者良

　　〔性味〕　甘平溫

　　〔功用〕　潤燥殺蟲消火丹腫毒外用塗湯火傷刮痧調薑藥皆妙

　　〔食法及宜忌〕　凡時感痧脹目疾喉症及衄血瘡瘍疿痘癧疾產後均忌之

鹽

　　〔品質〕　宿久鹵盡色白而味帶甘者良

　　〔性味〕　鹹涼

　　〔功用〕　引火下行潤燥清熱滲濕殺蟲並能止血

　　〔食法及宜忌〕　病水腫者忌食

　　〔編者按〕　西藥房中有一種生理食鹽水注射液卽以此物經嚴密之滅菌消毒熔

閉於中性無菌管中凡遇急慢性失血大量出血霍亂時之脫水尿毒症等

可以此行皮下或靜脈注射用後能使血壓恢復排除體內毒素其他如心

臟衰弱亦可用以救急以此觀之若遇大量出血（咯血腸胃出血子宮出

血等）之症可以用普通食鹽置於少量水份中溶解而成濃量食鹽水灌

服即止顧能救急於萬一

醬油

「品質」　金華蘭谿造者佳

「性味」　鹹平

「功用」　利腸除熱爲調和物味之良品也

「食法及宜忌」　痘痂新脫時食之則瘢黑故忌之

「民間效方」　燙傷未成瘡者以醬油塗之神效

醋

「性味」　酸溫

「品質」　陳久而味厚氣香良

心一堂　飲食文化經典文庫

54

糟

　「功用」　開胃養肝醒酒消食解魚蟹鱗介諸毒

　「食法及宜忌」　性主收歛風寒欬嗽外感瘧痢初病均忌

　「民間效方」　沒傷醋淋洗又諸腫瘍醋調大黃末塗亦效

　「品質」　以杭紹白糯米造不榨酒而極香者勝

　「性味」　甘辛溫

　「功用」　醒脾消毒殺魚腥毒

　「食法及宜忌」　拌鹽糟漬諸食物味皆美燉惟發風動疾瘄痘產後咽喉目疾血證

蜜

　　　　　　瀉瘧均忌之

　「品質」　色白起沙者勝

　「性味」　甘平

　「功用」　滋潤肺與大腸並能潤澤肌膚

　「食法及宜忌」　痰濕內盛脹滿嘔吐者忌之

疾病飲食指南　　調和類　　四九

[編者按] 蜜之主要功效無非取其甘潤之力故以之治燥結便祕顧有奇效觀乎西醫有用蜜錠以通便有用淨甘純油以潤腸以及國醫用蜜煎導法等皆取其甘潤之力也

川椒

[品質] 產四川肉厚者勝

[性味] 辛熱

[功用] 溫中下氣燒腎袪寒壯元陽殺諸蟲可制魚腥毒

[食法及宜忌] 多食令人動火墮胎陰虛內熱者忌之

花椒

辛溫調中下氣治吐逆疝瘕用以醃肉其味尤美

胡椒

大辛大熱治心腹冷痛反胃吐利霍亂氣逆及魚鱉蕈毒等多食令人損肺吐血走氣助火昏目發瘡

辣茄

又名(辣椒)(辣虎)辛苦而溫降逆散寒治霍亂嘔吐吞酸胸滿疝瘕腳氣等症陰虛內熱忌食

丁香 「品質」 香味濃厚者勝

「性味」 辛溫

「功用」 煖胃散寒解穢除噦制酒肉魚蟹瓜果諸毒

「食法及宜忌」 陰虛內熱人忌之

「民間效方」 丁香一兩爲末川椒六十粒和之絹襲盛佩可以辟穢免疫

桂花 「品質」 火黃色且香味濃者佳

「性味」 辛溫

「功用」 辟臭醒胃化痰

「食法及宜忌」 蒸露浸酒鹽漬糖收造點作餡味皆香美悅口

玫瑰花 「品質」 鮮而香者勝

「性味」 甘辛溫

「功川」 芳香辟穢舒欝散結利氣和肝亦可消乳癖

菊花

〔品質〕　深秋時開者勝

〔性味〕　甘涼

〔功用〕　疎風平肝治頭風療目疾

〔食法及宜忌〕　蒸露釀酒均佳苦者勿用

〔食法及宜忌〕　蒸露蒸茶均可釀酒亦佳忌見火

薄荷〔藥〕〔品質〕　蘇產者良

〔性味〕　辛涼

〔功用〕　散風熱舒欝滿辟穢惡療瘰疬

〔食法及宜忌〕　多食令人虛冷陰虛發熱欬嗽自汗者忌之

茴香

〔品質〕　大者勝

〔性味〕　辛甘溫

〔功用〕　調中開胃止痛散寒

「食法及宜忌」　下焦多火陽強易舉者勿食

第五章　水飲類

天雨水「品質」　宿久澄澈者良

　　「性味」　甘涼

　　「功用」　滿上焦之熱

　　「食法及宜忌」　煎發散及中氣不足清氣不升之藥宜之

露水「品質」　在稻頭上菲上荷花菊花上等處者佳

　　「性味」　甘涼

　　「功用」　養胃生津清心退熱止渴朋目

　　「食法及宜忌」　煎潤肺之藥宜之

冬等水「品質」　淨純色白者佳

乳汁

　　［品質、］　濃白甘香者勝

　　［性味］　甘平

　　［功用］　滋陰養血助液濡枯補胃充肌

　　［食法及宜忌］　脾弱氣虛脊梁濕盛不宜飲之反有滑瀉釀痰減餐瘕悶之虞

井泉水

　　［品質、］　新汲者良

　　［性味］　甘淡平

　　［功用］　清下焦之熱能治一切暑熱陽症

　　［食法及宜忌］　鹹鹵者勿食蒸飯補陰中之陽

　　［民間效方］　中煤炭毒以此灌之卽甦

　　［食法及宜忌］　煎瘟疫熱狂之藥宜之

　　［功用］　解熱止渴治天行瘟疫暑喝霍亂

　　［性味］　甘大寒

茶

　[品質]　收潑不洩氣者良

　[性味]　微苦微甘而涼

　[功用]　清心神醒睡除煩肅肺胃明目解渴

　[食法及宜忌]　不渴者勿飲

諸露

　凡穀菜果瓜草木花葉諸品具有水性之物皆取其新鮮及時者依法入甑蒸留得水

　名之為露用得其宜遠勝諸藥其功用概可分為二種一化氣歸筋二化血歸脉然則

　穀菜果瓜草木花葉諸品性味功用稍殊故其成露後之如何適合病者之問題須熟

　醫生指示或翻閱此冊之各品功用然後施用為宜

酒

　[品質]　陳久者良

　[性味]　苦甘辛

　[功用]　行經絡通血脈

　[食法及宜忌]　多食令人耗散氣血助濕生痰經久則釀成胃病

酒釀

〔品質〕 冬製者耐久藏

〔性味〕 甘溫

〔功用〕 補氣養血助運化充痘漿

〔食法及宜忌〕 多食助濕熱

燒酒

〔品質〕 汾州造者最勝

〔性味〕 性烈火熱遇火卽燃

〔功用〕 治陰寒腹痛最捷

〔食法及宜忌〕 以其性烈孕婦飲之能消胎氣陰虛火體切勿沾脣

第六章　果食類

梅

〔品質〕‧ 肥脆而不帶苦者佳

〔性味〕 酸溫

杏

「品質」　大而甜者勝

「性味」　甘酸溫

「功用」　潤肺生津止欬下行

「食法及宜忌」　產婦小兒忌之其核中仁味苦入藥不堪食

　　　　　　　烏梅煎湯飲

「民間效方」　久崩久痢便血日久烏梅燒存性研米飲下二錢虻蟲上行虻結腹痛

　　　　　　　癸未行及婦女汎期前後產疹痘後均忌之

「食法及宜忌」　多食令人損齒生痰助熱凡痰欬痛膨痞積脹滿外感未淸女子天

「功用」　歛肺濇腸生津止渴定喘安虻開胃安神醒酒殺蟲止嘔歛汗

叭達杏「品質」　闊扁尖桿如鸚哥嘴者良

「性味」　甘涼、

「功用」　潤肺補液濡枯仁堪潤燥止嗽下氣養胃化痰

桃

「食法及宜忌」　雙仁者有毒勿用寒濕痰飲脾虛腸滑者忌食

「品質」　以晚熟大而甘鮮者勝

「性味」　甘酸溫

「功用」　補心活血解渴充飢

「食法及宜忌」　熟透啖之多食令人生熱發瘡癤

附　　別有一種水蜜桃熟時吸食味如甘露生津滌熱洵是仙桃

李

「品質」　甘鮮無酸苦之味者佳

「性味」　甘酸涼

「功用」　清肝滌熱活血生津

「食法及宜忌」　多食生痰助濕發瘧痢脾弱者忌之

栗

「品質」　錢塘產者良

「性味」　甘平

「功用」　益氣厚腸止瀉耐饑

棗

「食法及宜忌」　外感未去痧疹積痢癧瘰癭產後小兒病人不飢便祕者並忌之

「品質」　北產大而堅實肉厚者勝

「性味」　鮮者甘涼乾者甘溫

「功用」　鮮者利腸乾者補脾胃滋營液安心神

「食法及宜忌」　多食則中滿小兒忌之

紅棗　氣香味較清醇開胃養心醒脾補血

梨

「品質」　北產略無酸味者良

「性味」　甘涼

「功用」　養陰潤肺清胃通腸

「食法及宜忌」　中虛寒瀉乳婦金瘡家忌之

柿

「品質」　以大而無核熟透不澀者良

「性味」　鮮者甘寒乾者甘平

「功用」　鮮柿養肺胃之陰乾柿健脾補胃潤肺澁腸

「食法及宜忌」　凡中氣虛寒肺經無火風寒作嗽及產後病後瀉痢瘧疝痧痘之後

均忌之

石榴

「品質」　紅而皮薄者良

「性味」　甘酸溫澁

「功用」　濇腸止洩治久痢下血崩帶脫肛

「食法及宜忌」　多食損肺傷齒助火生痰最不益人

橘

「品質」　無酸味而少核者勝

「性味」　甘平

「功用」　潤肺開胃消食解渴

「食法及宜忌」　多食生痰聚飲風寒欬嗽方有痰飲者忌之

金橘　「品質」　少核者勝（一名金柑）

「性味」　甘溫酸

「功用」　醒脾下氣化痰止渴

「食法及宜忌」　以金橘入糖製成餅功能消食下氣開膈醒酒或生食蜜漬皆佳

佛手　「品質」　金華產者勝

「性味」　辛溫

「功用」　利氣寬胸消食止痛辟惡解醒

「食法及宜忌」　多食令人耗損正氣虛人忌之

枇杷　「品質」　大而純甘獨核者良

「性味」　甘平

「功用」　潤肺止渴滌熱生津

「食法及宜忌」　多食助濕生痰脾虛滑瀉者忌之

山楂

〔品質〕　以義烏產者勝

〔性味〕　酸甘

〔功用〕　健脾氣消積滯

〔食法及宜忌〕　多食損齒嘈煩易飢

楊梅

〔品質〕　大而純甜者勝

〔性味〕　甘酸溫

〔功用〕　止渴消痰下氣除煩解醒止痢

〔食法及宜忌〕　多食令人發熱衄血損齒及筋

櫻桃

〔品質〕　無酸而大甘甜者勝

〔性味〕　甘熱

〔功用〕　溫中

〔食法及宜忌〕　不宜多食諸病皆忌小兒遠之

銀杏 「品質」 白者佳（一名白果）

「性味」 甘苦而澀

「功用」 熟者煨肺益氣定喘欲嗽止帶濁縮小便生煮消毒殺蟲滌垢化痰降濁

「食法及宜忌」 多食令人壅氣小兒發驚動疳

「民間效方」 女子白帶用白菓十餘枚清晨以豆漿送下久服頗效

胡桃 「品質」 殼薄肉厚味甜者良

「性味」 甘溫

「功用」 潤肺益腎利腸治痿強陰

「食法及宜忌」 肺有熱痰腎虛火熾者勿食

桂圓 「品質」 核小肉厚味純甘者良（原名龍眼肉）

「性味」 甘溫

「功用」 補心益脾療健忘怔忡及一切思慮過度勞傷心脾血不歸經等症

橄欖

〔食法及宜忌〕　外感未清內有鬱火飲停氣滯等均忌之

〔品質〕　香輭多汁者勝

〔性味〕　甘酸溫平

〔功用〕　清肺開胃生津下氣化痰除煩喉病甚佳

〔食法及宜忌〕　病人多食令氣上壅

〔民間效方〕　河豚魚鼈諸毒諸魚骨鯁橄欖擣汁或煎濃湯飲服卽解

榧子

〔品質〕　細而殼薄者良

〔性味〕　甘溫而濇

〔功用〕　潤肺止嗽化痰開胃殺蟲消殺

〔食法及宜忌〕　多食助火熱嗽非宜

落花生〔品質〕　肥白香甘者良（一名長生果）

〔性味〕　甘平

〔功用〕 潤肺養胃治水腫腳氣與赤豆同功

西瓜

〔食法及宜忌〕 有火者但宜養食

〔品質〕 極甜而作梨花香者勝

〔性味〕 甘寒

〔功用〕 解暑熱除煩渴利便醒酒

藕

〔食法及宜忌〕 多食傷脾助濕

〔品質〕 肥白純甘者良

〔性味〕 甘寒

〔功用〕 涼血行瘀止渴除煩療小便熱淋上焦痰熱

〔食法及宜忌〕 生食宜鮮嫩煮食宜壯老性偏於涼一切寒症忌之

藕汁 功能止血

藕粉 以老藕搗浸澄粉爲產後病後衰老虛勞之妙品宜乎自製因市上所售眞者極少

逆子　（原名蓮實）鮮者甘平清心養胃治噤口痢乾者安神補氣固精厚腸

有以荸薺粉葛粉等製成者胃弱食之易傷津液切須留意

芡實

「品質」肥者勝

「性味」甘平而濇

「功用」補脾益腎固精治二便不禁帶濁洩瀉等症

菱

「食法及宜忌」多食不易消化

「品質」殼薄肉嫩者勝

「性味」甘寒

「功用」清熱消暑止渴解酒

「食法及宜忌」多食損氣助濕胃寒脾弱人及患瘧痢病均忌之

慈姑

「品質」薄肉嫩者良

「性味」苦甘微寒

「功用」破血通淋滑胎利竅消痰餘毒

「食法及宜忌」多食令人發痰動血損齒生蟲及痔漏崩中帶下腳氣癱瘓失血等症更忌之

百合　「品質」産南京荒山田野中只小純白者勝

「性味」甘寒微苦

「功用」清心保肺治欬留神爲清養肺藏之良品也

「食法及宜忌」外感欬嗽諸證愼勿食之

荸薺　「品質」鮮而肉嫩者良

「性味」甘寒而滑

「功用」消痰熱寬胸膈

「食法及宜忌」凡寒中及孕婦均忌食

甘蔗　「品質」皮青圍大節稀形如竹竿者勝

「性味」　甘涼

「功用」　清熱和胃潤燥消痰止渴醒脾

「食法及宜忌」　凡胃寒嘔吐中滿滑洩者忌之

亦沙糖「品質」　味不帶酸苦者佳

「性味」　甘溫

「功用」　煖胃緩肝散寒活血舒筋止痛產後食之取其行瘀之功也

白沙糖「品質」　白者為良

「性味」　甘平

「功用」　潤肺和胃生津

「食法及宜忌」　多食令人亦有損齒生蟲之弊濕熱未清諸糖並忌

煎藥常識

煎藥手續

大都發散之藥及芳香之藥不宜多煎取其生而疎邊補益滋膩之藥宜多煎取其熟而停蓄此其總訣也

煎藥罐具宜洗滌潔淨如油膩等類弗使附着於上其已曾煎煮他藥者宜用冷水浸一晝夜去其先煎吸收入內之成分與藥氣

煎藥之水除醫者註明用何種水外總宜以新鮮爲主鹽水礦水均須避免

煎藥材料木炭爲宜除辛散等藥外火力均不宜過猛蓋猛則藥力揮發於水汽中且易煎乾致成焦枯

煎藥水量以浸過藥物略高爲度辛散者以其水煎去三分之一爲則滋膩者置水宜較多以其水煎去三分之二爲則

75

一　煎藥須要閒心病者之人經手庶幾時時留意不至過多過少若假手傭僕知識淺陋難免遺忘後下自加等藥物與過時乾枯之弊

研末吞服藥

犀黃　猴棗　馬寶　珠粉　羚羊角　尾角　肉桂　伽南香

另煎沖服藥

人參　西洋參　蛤蚧　鹿茸　霍山石斛　燕窩　白芨　諸品仙膠

先煎藥

虎骨　鹿角　龜版　鼈甲　玳瑁　石決明　瓦楞子　蛤壳　牡蠣　貝齒　石英　石

燕　珍珠母　靈磁石　代赭石　石蟹　蛇含石　海浮石　寒水石　花蕊石　自然銅

杜仲　鵝管石　天竺黃　石蓮子　刀豆子　石斛　野朮　附子

後下藥

薄荷　檀香片　沉香片　桂枝　降香片　肉桂片　木香　茴香　藿香　佩蘭　砂仁

豆蔻　鈎籐　細辛　代代花　玫瑰花　薔薇花　月季花　綠梅花　紅梅花　佛手花

包煎藥

旋覆花　茅針花　白茅花　枇杷葉　辛夷花　諸丸藥粉末

七一

醫家程國樹診例

時　間
門診　上午九至一時
出診　下午一時後

診　金
門診　六角
出診　二元八角　三元八角　四元八角
過早過晚加倍　附診照門診例

診　所
麥根路西首康腦脫路三十九弄（三德坊）
十九號電話三四〇〇四

心一堂　飲食文化經典文庫

治驗錄目錄

79

治驗錄

甲 痧子驗案

痧子，浙江稱爲瘄，北人謂之疹子，閩粵之間，皆名曰麻，其原因爲小兒各組織中之毒素被天行時氣引動而發，觀夫痧子之發，必密佈週身無微弗至，卽顯示小兒各組織中悉含有毒素，故無處不洩也，惟當溫度適宜看護合法，決無夭折之理，今以治驗醫案節錄數則於後。

其 一

達昌洋行王燮明君女仝子二歲時當新正王君偕乳母抱之來寓已寒熱三四日，咽紅齦腫，因時疫痧子流行，故未與涼遏改用辛涼翌晨王君又來寓謂已出痧矣往視之果頭面頸項膚裏紅點隱隱欬嗆氣急幸昨日所投劑中有荊芥薄荷等味，惟思時屆嚴冬天寒地凍毛孔固密肺氣閉塞欲其透達非麻黃不爲功遂投麻黃浮萍葛根紫菀等一劑而汗出痧透後經

關治而安，倘初起即與涼遏之品，禍不旋踵矣，

其二

浙人袁樵泉先生因甯地風雲緊張闔家遷滬暫寓西區普陀路二百零四號其文孫五人均

先後觸發時疫痧子其中以陽春最劇甫週歲即淡如君之公子出痧回期太速以致氣促鼻

煽哭涕不得欬嗆吐乳便溲神蒙四肢欠溫險象環生邪將內閉亟投麻黃葛根浮萍薤白頭

菖蒲桂枝尖以開肺達邪豁痰宣竅服後涕淚略得氣急神蒙如故去葛根浮萍薤白頭桂枝

尖加玉金胆星蘇合香丸以降氣溫開氣急逐平神識略清轉爲唇紅舌燥陰液暗耗邪熱未

淨改去蘇合香丸更加川貝竹茹嫩勾屯天將穀麥芽之屬漸得向愈。

其三

陸寶寶五歲住武定路駿蕎里一號感受時疫痧子經投疏透痧子出齊隨佈白痦一層肌熱

綿綿，改進芳香淡滲之品，如佩蘭雞蘇散米仁通草之屬而熱漸退隔旬日患兩耳流膿顯係

痧毒薰蒸之故，與清涼解毒法調理半月而愈。

其　四

武定路同河里五十一號時寶寶痧佈頭面甚少卽見大便溏泄書謂痧子最忌此症蓋恐其

正氣受傷痧邪有內陷之慮急用升麻葛根扁豆石榴皮等升提止澀之品一劑而便泄止二

劑而頭面四肢痧子透齊是夜忽病勢陡變清晨其母來寓邀余速往診治不料痧子驟囘氣

急鼻煽涕淚不得面色青滯邪熱閉肺危險極矣勉擬麻黃葍蒲開肺達邪之劑與服幸見轉

機後經調治半月而愈筆記及此忽憶及前年某日深晚接友人高君叔均來電謂小女痧子

驟囘病勢危殆請速往診至則見其氣促鼻煽哭泣不出面色青白痧子全囘已無生望本當

謝去因友誼難却勉擬生麻黃一錢五分西河柳一錢五分紫浮萍一錢五分灌服翌晨高君

又來電謂已痧出氣平再診果然痧點滿佈氣平欬嗆面轉紅潤改與輕劑而安今已就學於

某小學云，此案誠出余意料之外，亦平生一快事也。

其　五

竺君懷卿年五十餘，僅得一子，愛護逾恆，生甫週歲，肥胖可愛，時二月間，患寒熱欬嗽，氣急痰多，頗劇，經余診治，投以開肺疎邪豁痰平氣之劑而瘥，至四月因天時不正觸發時疫痧子未齊，先囬肌熱便溏神迷不欬，四肢欠溫，此係痰阻肺閉邪鬱不達之象，卽進淨麻黃桂枝尖粉、葛根仙半夏薤白頭白芥子生紫菀西河柳等二劑，而痧子齊全嘔吐粘痰甚多，覆診改去麻黃桂枝薤白頭西河柳加入牛蒡杏仁象貝蟬衣元荽之品，得以化險爲夷，愈後囑其常服珍珠化痰丸，余謂此症重在豁痰痰化則肺宣邪達痧自透矣竺君現居武定路慎餘里十三號。

其　六

戈登路武林邨三十一號冒君孿生二子，向爲余診治二十六年三月間，其大者出痧愈後，小

著亦接踵而發初頗順利，方圓之際忽然氣急鼻煽欵嗽不出，狀殊兇險急投麻黃紫菀葛根

等以開肺逐邪二進而氣急稍安，欵嗽不止，餘邪逗留肺氣不宣照前方除麻黃葛根加牛蒡、

桑葉欵冬夕利等而起後蒙贈雙影一幅以留紀念殊爲活澄天眞冒君現供職於鹽務局云。

其七

火君文之佳卡德路崙照里，其少君患欵半月未愈，其母輦之來屇診治，據云欵則陣作氣急

痰多面紅耳熱必至嘔吐粘痰而暫止，余謂此蓋咳也，由風痰互阻而成，途與三拗湯合三子

養親法服後氣急略平，得瀉粘痰甚多，而欵嗽如故良，以肺經痰火蘊伏一時不易清澈改方

加百部、欵冬桑皮葶藶隨手而效，其後女公子出痧亦經余治愈。

乙　肺風驗案（卽肺炎）

肺風，卽西醫所謂之肺炎是也，余非敢以新奇眩人，實因時俗所趨，便於認識故從之，病因以

85

痰為主，風寒燥火諸邪外客為標，甚則肺閉瘈厥，變生不測且此症與白喉喘急頗有雷同，惟白喉則喉爛，而肺炎則否，臨症時當審咽喉方盡診斷之能事也。

其　一

新聞路斯文里一百九十五號朱寶寶，欬嗽不出，氣急鼻煽哭泣涕淚不得，喉中痰聲瀝瀝，脈象沉細吞苦白膩斷為邪痰阻塞肺閉重症，初投淨麻黃八分川桂枝四分薤白頭二錢白芥子一錢半淡干姜八分烏附塊八分無效覆診附塊加至一錢半更加蘇合香丸一粒進服二劑後氣急漸平哭泣有聲涕淚亦得面轉紅活煩躁不安照前方去蘇合香丸加生石決六錢以平肝又二劑而欬暢反神迷嗜臥撤石決薤白加胆星一錢半菖蒲一錢半以清神開竅而安。

其　二

又診友人王君介公之次公子肺風經投麻黃薤葶數劑逐瘳。

數年前同學管理平兄遂余往診其令叔一鳴君之小公子，身熱欬嗽，轉成肺炎哭泣涕淚俱

無，面青肢冷症已垂危生機幾微，同為勉擬蘇合香丸至寶丹生廉黃鮮石菖蒲陳胆星天將

殼等以開肺達邪冀幸萬一並囑另研蘇合香丸一粒頻頻灌服是夜氣急稍平翌晨仍照原

方減用蘇合香丸一粒與服三診則涕淚已得肢溫面潤頻頻索乳矣漸經調治半月而愈闔

家苦形於色稱謝不置嗣後現服務於牛莊路友聲旅行團並介紹余為該團醫藥顧問。

丙·白喉喉風驗案·

其一

白喉古無此症故少專書社會人士目為西醫所擅治質非確論夫白喉病症雖由疫毒傳染，

要必先因病者宿有蘊熱潛伏於肺胃之間阻碍其排洩之作用迨病毒之侵襲而後成請季

諸賢顏多良方投之中肯貶有起死回生之功也。

羅小姐十二歲住麥特赫斯脫路駿尉里一號，去年臘月，天暖無雪秋燥餘氣未盡，伏火循經上升肺經首當其衝，陰分大受刼爍，起卽寒熱咽喉白腐滿佈，勢甚兇惡，象有外感頗難措手，姑與辛涼清解一劑熱退而白腐依然未化，卽撤去表藥重用生地石斛沙參石菖元參麥冬等，外吹自製金不換散及漱喉藥水，迎進數劑而愈。

又同月治武定路同河里馬姓女白喉，初起三日未更衣，卽依前法加生川軍、陳金汁，大便得下，去川軍續服三劑亦安，以上二案始終用滋陰清肺湯以育陰清降，夫白喉一症吾國醫良方甚多，投之的當効如桴鼓，惜國人眩於西醫手術，棄方藥而不顧，漫謂白喉國醫無治法，試觀前案豈其然耶。

其 二

喉痧一症泰西名猩紅熱以言其形也，發於夏秋者少春冬者多乃因冬應寒而反溫春應溫而反冷經所謂非其時而有其氣釀成疫癘之邪也其邪從口鼻入於肺胃咽喉為肺胃之門

戶，而適當其衝耳友人陳君藝林之長公子二星君今春寒熱，起卽咽痛煩躁便閉，經投辛涼

疏透一劑而紅痧佈發壯熱口干咽痛腫紅改進辛涼清解外吹自製玉鑰匙二劑而咽痛減，

腫紅較輕紅痧密佈腑行熱減再參涼營生津之品而愈，余臨床十載診治爛喉痧不下干

餘人都能十全背云喉痧一症重痧不重喉，痧透一分則喉症減輕一分經驗之言信不我欺。

丁　傷寒驗案

內經熱病論云今夫熱病者皆傷寒之類也，必先傷於四時之氣而後成，故難經又云，傷寒有

五，有中風（卽傷風）有傷寒有濕溫有熱病有溫病故西醫所謂腸窒扶斯與國醫自有不同

之點論其症狀變化煩複異常醫者惟有循四時遵氣候以為治療之標準余溯從丁師屢蒙

敎誨及後臨症尤喜研究，十載以還頗多心得，故經余診斷醫藥者結果十九良好用敢貢獻

數言茲將該病症狀約略述之蓋傷寒最著之症爲綿延不退之熱且有定型故以七日爲

一候，一候不解須待二候二候以上防其佈發紅疹白㾦當此之時尤須廬內陷虛脫熱盛神

昏等病變，至於其他看護之注意飲食之調節均有關病之進退生命之安危病家切宜愼重。

其一

八一三滬戰爆發，南北兩區人士相率遷居，友人榮君培錦避寓法租界福履理路時值天氣酷熱，起居失常，是月其五公子肇繪壯熱二天忽然痙厥不語，急電余往診，灌以紫雪丹而少甦，旋經西腎治療熱終不退，至九月二日晚忽加腸出血血色鮮紅夾紫神譫昏憒脉象細數，熱在華氏一百零四度以上危險萬分，投以白頭翁合生地、知母等便血頓減熱仍不解二診加消水豆卷葛根、銀喬至二候而熱勢轉為早輕暮重，遂以柴胡白薇易豆卷葛根連服二劑而熱勢稍淡欬爽多加入蛤壳川貝蘆根之屬至三候而熱退雖形肉大削幸童年純陽易於恢復，經進潞黨參于朮歸身白芍遠志谷芽香稻葉露等，調治一月而康復。

又戈登路九百九十四弄一百零三號朱姓寶寶年三齡，患暑溫壯熱無汗神迷煩躁，初與香需飲加減，是夜陡然兩目直視手指抽搐神昏不語涕淚俱無，此暑邪不從表解而反內閉引

動肝風急投神犀丹、鮮石菖蒲、天竺黃、水炒川雅連、生石決、帶心連喬等清暑開泄服後神識頓清，痙厥遂止翌晨覆診，壯熱已淡，哭涕亦得除神犀丹加勻屯薄荷、玉金、龍齒而愈。

其　二

强君英才為六家兄漁舟之摯友，又為寄親，其長公子梅卿君，於四年前患濕溫症，濕重於熱，濕遏熱狀化濕重於清解濕化而痞佈其熱漸退，病經四候，形肉大削，後以參朮等調治而健康逾恆矣。

今春經友人孫君耀山介紹診治趙主教路莘郗十一號曹駿白君少君，濕溫症，熱度高至華氏一百零四度汗出不解投以豆卷葛根一候而熱減至一百零一度旋又熱高佈痞，改用甘露消毒丹香薷薷以清解透痞二候而痞化熱退又因不戒於風風邪乘虛襲肺以致欬嗽頻作面目微浮與去風宣肺之品遂安。

旋蒙介紹其令親周君女公子診治初患痧疾繼出痧子痧後惡欬不已避因霧令又染濕溫，

熱勢延綿，經旬不解，欬嗽頻作，氣急神疲，形瘦色萎，擬青蒿佩蘭、杏仁象貝橘絡、蘆根之屬，令

服數劑後，表熱較輕裡熱仍熾，減青蒿佩蘭加龍血拌銀柴胡、香白薇川貝蛤殻，熱漸輕而欬

嗽依然，參入南沙參石斛款冬遠志之類而愈。周君住薩坡賽路三德坊廿八號。

其　三

王西神先生長孫公子貞雲君長公子名寶田年十三生多疾病羸弱殊甚前年冬患冬溫續

綿旬月陰傷液虧便祕旬餘綴用增液湯得下燥矢甚多後轉潮熱清之不解與調益氣陰其

熱漸退繼又面目虛浮用四君五苓法即消猶憶前年老友黃君少泉之女公子患濕溫汗多

不解白㾦不透經投甘露消毒丹合柴葛解肌法逐㾦佈熱退。

其　四

愷自遷路芝蘭坊十四號大昌與煤號主人戴君文治之夫人體素嬌弱肝氣多鬱數年前夏

月患濕溫至三候熱減不退，早輕暮重苦膩雖未化苔膩伏氣每易戀營而氣鬱必使濕遏，

所以熱勢綿綿經久不退也，與管理平硯兄，同擬鱉血拌銀柴胡香白薇炒丹皮黃玉金野薔

薇花瓣乾蘆根等以涼營泄熱宣化氣濕伏邪得解熱勢隨退惟經此薰蒸之後氣陰已經暗

耗，邪熱雖退虛熱纖起矣，改進沙參石斛谷芽遠志等調治二月而瘥。

同年又治昌平路樓夫人濕溫症，初起濕遏熱伏胸悶嘔噁苦膩投以蒼朮川朴濕化熱熾煩

躁囈語除芥朴加帶心連喬救苦玉雪丹清透氣熱熱勢乃退停藥後不數日忽右脇痛大作，

又來就診此係抑鬱傷肝肝氣挾痰瘀入絡所致與括蔞蛤壳玉金竹茹川貝橘絡枇杷葉、

黃芩沙參而脇痛即止便猶未行以蔞仁麻仁郁李仁增液潤腸下大便二次漸得向安。

其　五

施君家仵康腦脫路北永泰里服務於杭州錢塘江鐵橋辦事處前年十月間患濕溫類瘧經

西醫診治無效囚請假返家求治於余已寒熱一候午後尤劇寒則戰慄覆被熱則體若燼炭，

投以柴桂各半湯合甘露消毒丹四劑後形寒較輕壯熱煩渴加生石膏知母又四劑則形寒

解熱漸退矣後以和解樞機芳香甘淡之品調治而愈。

其六

瑞大煤號王君之令婿稽君咸候性賦爽直素無疾苦今年霉令患濕溫症初由他醫診治其

熱不解經由王君介紹往診壯熱煩躁泛噁便溏夜有囈語邪戀氣分漸有入營之勢投萬根

芩連合銀喬法泛噁便溏均見輕減而神昏譫語渴不欲飲唇焦齒垢舌苦糙黑邊尖起刺溫

邪由氣入營大有燎原之勢急用鮮生地一兩鮮鐵皮石斛八錢牛黃清心九一粒二劑後神

識全清反增氣粗鼻鳴痰內帶紅傷陰刦津絡損血溢之故遂照前方去牛黃清心九、加鮮沙

參八錢生石膏八錢川貝母四錢黛蛤散八錢枇杷葉露一瓶代水煎藥痰血幸卽止佳苦糙

黑漸落質轉光絳除黛蛤散加蛤壳元參蘆根之屬至十九天發出白痦一層營分之熱雖見

清洩濕尚未化留戀氣分因撤前藥進以柴胡白薇青蒿凉營透痦白痦滿佈連及少腹腿股

均有，足見溫邪甚重，四候而痞化熱退舌生薄苔，惟大便半月未更，未敢貿然攻下，囑購蜜錠

塞肛門內逾時得下爆矢甚多，後調治半月，佐以麥乳精藕粉等竟告霍然。

又虹口同和當因八一三事變遷至新閘路辛家花園甄慶里十一號，同事姚君患濕溫症已

經三候，白痞滿佈熱勢早輕暮重，動則汗出氣陰已傷邪倘未達擬沙參、白薇、銀柴胡、青蒿等，

生津清溫之法以臨晚神識昏糊又加九節石菖蒲天竺黃一帖果清至四候而痞化惟神疲

嗜臥苦膩未化不飢不食邪解而濕困中焦遂與米泔水浸茅朮、銀柴胡之品卽熱清痞化欲

思飲食矣後以牛肉汁麥乳精等調治乃起。

余四姨嫂及姪荷芳季文姪女琳芳等皆先後患濕溫症，均經治愈。

戊　肺病驗案

肺病西醫絕少內治之法惟人工氣胸術，橫膈膜神經切除術及肋膜外胸廓成形術等外科

手術其施於肺病之成績有效有不效，未能稱為盡善早為社會所習知，然則肺病果絕對無

根治之法乎余早年曾患肺病二載，經用國藥營養療法治愈，後曾依法施諸數十肺病人多

數獲效其平均成績超出一切療法之上然後余乃確認營養療法實為近世治肺病之惟一

特效方法蓋營養療法具有扶助體元增進抵抗之能力於不知不覺間能無形消滅癆菌即

最低限度亦能促進病灶周圍結締織之增殖包圍癆菌癆菌失却生存條件逐漸歸於消滅，

今將肺病之主要見症，及對症主藥臚列於後管窺之見幸致正焉。

欬嗽——欬嗽為一種反射徵象切忌此佳當以潤肺為主所謂潤肺者，卽安寧肺葉也藥如

麥冬百部沙參石斛肺露枇杷葉等有痰者加入化痰之品如杏仁貝母橘紅遠志桔梗等。

咯血——咯血與欬嗽有連帶關係欬則肺部震動血管易於破裂而發生咯血其已咯血而

欬仍不止者，則破裂處不易凝固咯血之後熱易增高其病勢必因此增進而體力亦隨之衰

弱，肺病咯血，多由欬起其色鮮艷而帶泡沫狀與胃血之血色紫暗雜有食物渣滓者迥異藥

如十次九生地阿膠窈蛤散麥冬百部側柏葉藕節丹皮皂蓮草等。

發熱——發熱為肺病必有之現象，初起熱度並不甚高或竟不自知有時但覺手心灼熱耳，

若燄劇而不發熱者，為肺病輕症，發熱漸起漸退，病勢較重若熱度高而連續不斷，為病勢重篤，正在進行，耗灼津液，莫此為厲，藥如地骨皮青蒿丹皮知母炙鼈甲功勞葉生地等陰傷甚者加石斛元參沙參麥冬洋參等。

盜汗——盜汗多兼骨蒸發熱然骨蒸發熱並不因盜汗而稍減退，且盜汗不止衰弱益甚反能促進熱度增高，藥如癟桃乾穭豆衣牡蠣小麥青蒿地骨皮等。

陳君師誠治肺驗談

按肺癆一症、其致病原因約分原發性續發性二種結核菌由空氣傳染者由遺傳者由食物中帶入者由性交或接吻而傳染者皆原發性也先由關節骨皮膚淋巴腺腸喉泌尿生殖器結核不愈而波及肺臟者皆續發性也無論其原發續發凡元氣衰弱者易患此症蓋其本身之抵抗力薄弱結核菌易於侵襲蓄殖也西醫治病多用直接醫療法殺肺結核菌之特效藥，既尚未發明故遇此症途致束手不得已而注重於飲食起居等療養方法蓋以消極的設法，

培養其本原，使其抵抗力增強以冀結核菌之自斃耳，中醫治病多用間接故有隔一隔二等

種種治法，如知肝病而先實脾，知子病而先培其母讖傷寒金匱可以知其梗概，故治肺癆非

直接殺其結核菌，乃間接增強肺之抵抗能力抵抗力強則菌不待藥而自斃較之消極的起

居飲食上討消息不較愈蔦蔦耶外台千金不少治肺良方用得其宜效如桴鼓限於時間，未

遑詳述即如程君所舉諸案已足應用而有餘茲再介紹治肺癆方數則如左。：

（一）肺炎加答兒時期，用小柴胡湯加減。

（二）貧血甚呈萎黃病狀者當歸芍藥散黃耆建中湯黃耆桂枝五物湯均可選用。

（三）慢性喉頭加答兒之症狀時可用半夏厚朴湯橘皮竹茹湯麥門冬湯等。

（四）初期咯血者用瀉心湯黃連阿膠湯桃核承氣湯麥門冬湯炙甘草湯苦參湯人參湯、

　甘草乾薑湯、側柏葉湯。

以上所述惟及梗概，欲覩全豹須究根源程君所論均極透澈忘誌數語不將貽笑大雅乎。

其

一

余幼年敬業同學，吳君梅友原籍廣東，前年以經商來申重得首敘蓋闊別已逾十載矣某日晚忽來寓謂欬已半月，近見痰內帶血脇痛咽干，心殊恐怖，曾踵某西醫專家之門，斷為肺癆，第二期須住院療養，吳君惑甚特來求治於余，余曰此係秋燥襲肺欬甚傷絡，故血溢也，仿清燥救肺湯加旋覆新絲黛蛤散側柏葉茜草根旱蓮草與服，並允其診治囑勿恐二劑後果血止欬減咽干亦潤改用去風清燥助化痰熱之品如牛蒡兜鈴川貝杏仁遠志、枇杷葉等而欬嗽除，惟夜寐不安，形神消瘦投以生地麥冬阿膠百合元參柏子仁棗仁夜交屯百部等返里調養半月後又來雲照方接服十餘劑寐已安甯體重增加但覺左脇有時隱痛為慮耳覆方與當歸白芍、熟地瑓玉竹等蓋肺經蕭化有源則絡熱自清矣勘其毋過慮少勞動多靜養努力加餐後卽痊愈今已康健逾恆。

其二

老友黃君少泉之令親李國堂君留學美國回國後供職於海軍部其夫人患欬載餘頗為憂

，前年冬特陪同來滬求醫，經黃君介紹就診於余，夫人年三十餘，素體虧弱，未曾生育，欬嗽時輕時劇口乾嗌燥頦紅升火夜寐盜汗脈象細弦，舌紅苔薄朗係血少陰虧肝旺肺弱之徵，先擬補肺阿膠加桑皮小麥地骨皮之品續進沙參石斛元參麥冬稽豆衣生地珠兒參等二月後潮熱盜汗若失欬減十之七八復因春寒襲常肺弱冒風以致欬嗽又劇脘中作脹即盡徹前藥用去風宣肺順氣化痰之劑，如前胡蟬衣蘇子蘇梗半夏橘絡杏仁象貝玉金雲苓等數劑後加入欵冬枇杷葉以肅肺清化二旬而始解可見虛體祛邪之難，有病者可不愼乎後以參茋瓊玉膏等複入前滋養劑中欵逡全止形神漸振囑其常服燕窩加意養息半載後復過於黃君處已雍容輝發矣。

其 三

友人袁君宗耀之姑母，卽汪軼羣君夫人，住戈登路西摩路蔦蘼里七號，先是袁君患衰弱症，經余治愈因是介紹來寓診治初祇脘脹噯噫惟有時頭眩烘熱虛損狀態已經微露姑擬柔

肝理氣和胃養陰法，隔半月袁君來寓邀余往診，大便已旬日未更，掌熱顴紅盜汗陣出，徹夜不寐，虛勞現象不一而足，先用養陰潛陽，歛汗安神而汗止熱減，繼用大劑滋陰補血，病乃小愈，遂停藥旬未日陡然神識昏昧，氣促息微，聲音低啞，面白如紙，頭暈目眩，自汗如雨遍身骨軟如酥，絲毫不能動彈，僅一息尚存維繫生命而已，闔家恐慌視爲絕望急投扶正潛陽鎮攝納氣之品數味，以救目前之危，徐徐灌呼漸覺神清氣平幸獲覆杯而安，繼以大劑扶正養陰，輕重加減長期飮藥計數十劑，虛癆症狀逐漸消除，囑常服鷄汁鷄蛋牛乳等飮食養息數月，沉疴竟起。

己　胃病驗案

胃病起因，或由過冷過熱烟酒損害，或由悲哀動中憤怒傷肝均足以妨害消化減退食慾引起胃痛等症，患者首宜淡薄滋味怡情適懷避免刺激尤須飮食有節則庶幾近之，余所治胃病，無慮千計茲錄一案以備一格。

友人甄成韶君之太夫人，年正花甲，初起肩胛痠痛，不能抬舉，連及項頸強直，進以葛根荊防、項強較利、續與桂枝、秦艽、羌獨活、當歸、赤芍、桑枝、丹參等卽愈，忽然脘痛大發痛甚肢冷汁出，點滴不入，初由寒入經絡，今則寒氣犯胃，引動宿疾症，非輕淺因思女子胃痛多兼肝氣，卽用溫胃洩肝之劑，如桂心、吳萸、茴香、金鈴、沉香、蓽金、刺猬皮、良附丸等，二劑而痛止進食矣，惟恙久根深，勢非且夕能澄圖根株，尤須長期飲藥為訂長方製九代煎，今已二載未見復發，蓋已根除矣，又診朱錫銳君之長世兄及新開路吳君胃痛，均經治愈。

其一

庚　痢疾驗案

痢疾一症，多發於夏秋之間，總由濕熱積滯阻澀腸臟而成痢必腹痛後重游游有聲，其最普通者分紅白二種，或沒假而成血痢五色痢噤口痢休息痢則為惡候險症，或致纏綿不愈，或

竟不治除此之外有瘀兼痢者，則當先治其瘀，不可專攻裡積，書所謂表解而裏自和，待表熱一退，然後治痢較易為力矣。

其　一

姚君麟曹服務於工部局警務處，素來腎虧脾虛腸胃薄弱，去年秋間忽患血痢，後重氣滯血色鮮紅日夜次數甚多，姚君恐懼特甚余以苓芍湯合戊己丸加味三劑而次數隨減血仍不止去戊己丸加駐車丸地榆炭槐花炭進服，血竟全止轉為便溏惟經此血痢之後正氣大傷，神疲色萎形肉瘦削後以補中益氣加歸芍、益智仁補骨脂、灶心土等調治而愈前年又治天津路鴻仁里大資錢莊葉沅甫君花甲患痢，次數無度經治幸即轉機匝月乃起亦幸事也。

辛　水腫驗案

水腫一症，鄉村多於城市綠脫力勞傷營養缺乏而成者居多，患者當先淡味自甘，常煮服赤

豆落花生，或粥內調食糠衣等則腫退尤速。

其一

友人劉春華君令戚閻君，因病來滬就醫寄居劉府，由劉君介紹來診面浮足腫，一身盡腫，小溲不利形色萎黃初用祛風化濕之品無效改進五皮飲加桂附連服數劑小溲卽利腫勢亦消，腫後續病瘧疾與柴桂各半合草菓常山等其勢減而不退，加黨參黃耆以扶正達邪瘧疾始解，再與四君合二陳常服，體元漸復顏華色澤矣猶憶余初行醫時診顧順芳表弟水腫勢甚劇，兩目合縫陰囊亦腫投以五苓去尤加麻黃防己以發汗利水法而愈淡味匝月至今未見復發足見腫脹一症切戒厚味也。

壬　厥症驗案

厥症原由多端約略言之有食氣血寒熱虫積等因惟虫積一症尤其小兒所獨多其中有一

因獨發者，有二因或數因合病者且當厥之時（如中風中氣中暑中寒暴厥等）病家切勿驚慌呼喚移動以閉其氣然後設法挽救有突變枉逝者皆病家之誤也可不慎哉。

其　一

赫德路福煦路口福德坊五弄二十號李寶寶體肥痰盛去年一月間忽然迷睡神糊哭泣無淚受寒挾痰互阻所致投以疎化開竅先吞保赤散二厘（京都達仁堂出售）磨只實八分磨爵金八分服後頓瀉粘痰甚多迷睡即醒三劑而全瘥後令常服猴棗粉以袪痰。

其　二

東京路五福里吳寶寶五歲初起寒熱腹痛陡變神識呆鈍兩且直視面青肢冷此係邪食挾痰氣機閉塞急取琥珀抱龍丸一粒研末開水吞下，煎服胆星保和丸、豆豉姜夏等即瘥。

其　三

余姪萬芳生甫二歲痫厥屢發，則兩目上視口眼牽斜，四肢拘緊，不省人事，投以開竅重鎮之品，隨手而效，惟數載以還根除爲難，會以五痫丸合滋陰甯神湯熬膏常服，今猶未見復發。

癸　精神病驗案

夫歐美日本之論精神病學，有別爲先天性者，白癡愚鈍是也，有別爲後天性者，色狂妄想癲疼癲癇動脈化硬中毒是也，神經衰弱恍惚錯亂者謂之疲憊性躁急憂鬱偏執者謂之感情性慘燥恐怖舞蹈者謂之神經性所列症狀有感覺知覺之錯妄理解作用之障礙感情之反常意志之突變等其病理與吾國擬狂癡呆痫厥健忘驚悸怔忡失眠諸症往往小異而大同顧病之屬於魂魄變幻鬼神邪祟者，西醫往往以心理作用混括之不知魂魄鬼神非但確有其病且復確有其治與精神病關係至鉅事實俱在非可諉也。

其　一

顧泉生世兄至友潘華荼君，服務於南京路保安坊大生紗廠辦事處，垂十餘年年三十許爲

人謹厚篤信佛教長齋茹素居恆默默，不拘言笑前年冬曾經痙厥投以重鎮清肝之品而安，去年交冬舊疾復發忽然不省人事兩目直視手足抽搐痰鳴氣粗當此之時湯藥難進急與真馬寶壹分猴棗粉壹分真珠粉壹分開水灌下逾時得吐粘痰甚多氣急略平神識少甦翌晨投以牛黃清心九礞石滾痰九等並請丁師商診盞進清心安神平肝化痰之劑險象已逾，惟覺神思恍惚記憶薄弱夜不寐良由平素思慮過度腦力不足邇因遷變憂鬱傷肝肝風肝陽挾痰火并走於上心神被蒙靈機堵塞故陡然痙厥也幸經開洩得以化險入夷但心神已耗一時不易恢復耳再進保心安神丹及補腦滋肝之品以善其後。

醫家程國樹診例

時　間
門診　上午九至一時
出診　下午一時後

診　金
門診　六角
出診　二元八角　三元八角　四元八角
　　　過早過晚加倍　附診照門診例

診　所
麥根路西首康腦脫路三十九弄（三德坊）
十九號電話三四〇〇四

中華民國二十七年八月初版

疾病飲食指南（全一冊）

定價國幣叁角

編著者　程　國　樹

出版者　中國醫學研究社

發行處　麥根路康腦脫路三十九弄（三德坊）十九號

電話　三四〇〇四

書名：疾病飲食指南 附 煎藥常識、治驗錄
系列：心一堂‧飲食文化經典文庫
原著：程國樹
主編‧責任編輯：陳劍聰

出版：心一堂有限公司
地址/門市：香港九龍旺角西洋菜南街五號好望角大廈一○○三室
電話號碼：(852) 6715-0840
網址：www.sunyata.cc   publish.sunyata.cc
電郵：sunyatabook@gmail.com
心一堂 讀者論壇：http://bbs.sunyata.cc
網上書店：   http://book.sunyata.cc

香港發行：香港聯合書刊物流有限公司
地址：香港新界大埔汀麗路三十六號中華商務印刷大廈三樓
電話號碼：(852) 2150-2100
傳真號碼：(852) 2407-3062
電郵：info@suplogistics.com.hk

台灣發行：秀威資訊科技股份有限公司
地址：台灣台北市內湖區瑞光路七十六巷六十五號一樓
電話號碼：+886-2-2796-3638
傳真號碼：+886-2-2796-1377
網絡書店：www.bodbooks.com.tw
心一堂台灣國家書店讀者服務中心：
地址：台灣台北市中山區松江路二○九號一樓
電話號碼：+886-2-2518-0207
傳真號碼：+886-2-2518-0778
網址：http://www.govbooks.com.tw/

中國大陸發行‧零售：心一堂
深圳地址：中國深圳羅湖立新路六號東門博雅負一層零零八號
電話號碼：(86)0755-82224934
心一堂官方淘寶流通處：http://sunyatacc.taobao.com/

版次：二零一七年十月初版，平裝

定價： 港幣   七十八元正
        新台幣   二百九十八元正

國際書號 ISBN 978-988-8317-87-5